Traitement chirurgical du Trachome

PAR

Le Docteur J. DESCRIMES

Ex-Interne de l'Hôpital civil d'Oran

TOULOUSE

IMPRIMERIE MARQUÉS & Cie, BOULEVARD DE STRASBOURG, 22

1903

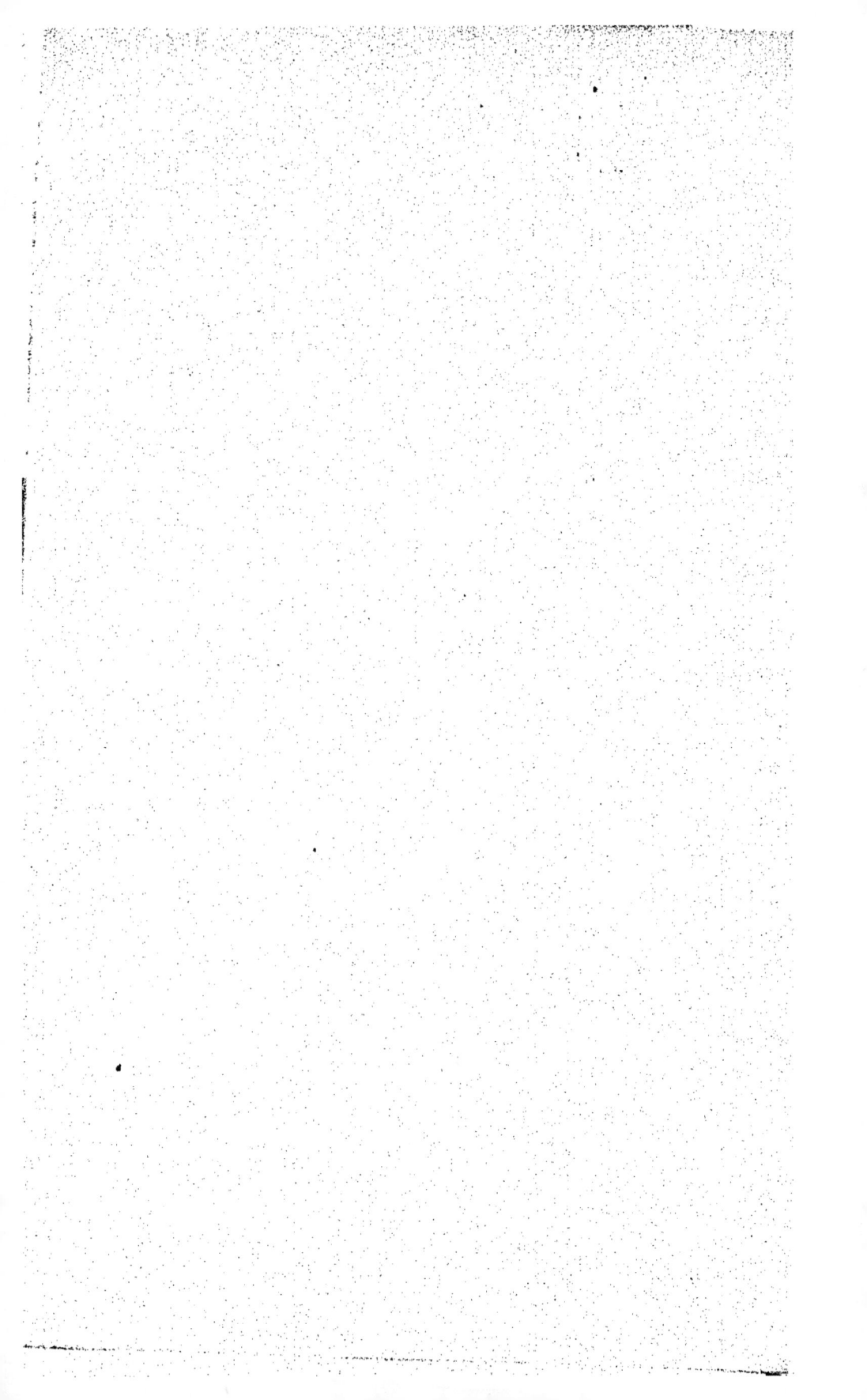

Traitement chirurgical du Trachome

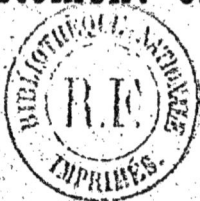

PAR

Le Docteur J. DESCRIMES

Ex-Interne de l'Hôpital civil d'Oran

TOULOUSE

IMPRIMERIE MARQUÉS & Cie, BOULEVARD DE STRASBOURG, 22

—

1903

raitement chirurgical du Trachome

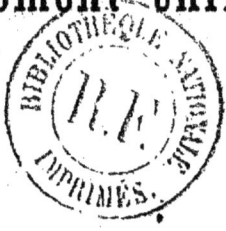

PAR

Le Docteur J. DESCRIMES

Ex-Interne de l'Hôpital civil d'Oran

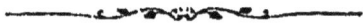

TOULOUSE

IMPRIMERIE MARQUÉS & Cⁱᵉ, BOULEVARD DE STRASBOURG, 22

—

1903

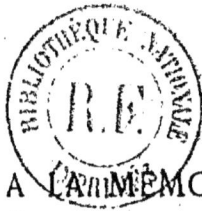

A LA MÉMOIRE DE MON PÈRE

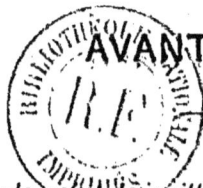

AVANT-PROPOS

Sur le point de quitter la Faculté où nous avons fait toutes nos études médicales, nous avons le devoir d'adresser à tous nos maîtres l'expression de notre reconnaissance la plus entière.

Nous devons un témoignage particulier de notre gratitude à M. le professeur Jeannel, qui, le premier, nous a aidé de ses conseils et nous a guidé dans nos études médicales. En acceptant la présidence de notre thèse, il augmente encore aujourd'hui notre dette de reconnaissance et nous ne pourrons jamais avoir assez de remerciements pour le maître bienveillant qu'il fut toujours pour nous.

Nous avons passé un an dans le laboratoire de M. le professeur Guiraud. Ce temps de nos études compte comme le plus agréable et le plus utile que nous avons passé à la Faculté de Médecine de

Toulouse, grâce aux conseils précieux que nous a donnés notre Maître et à la cordialité qu'il n'a cessé de nous témoigner. M. le docteur Castaing, chef de clinique chirurgicale, alors son préparateur, a droit aussi à l'expression de notre souvenir reconnaissant.

Nous devons encore remercier tous nos maîtres de l'hôpital civil d'Oran où nous avons passé deux ans. Grâce à leur expérience et à leurs conseils éclairés, nous verrons bien des difficultés aplanies dans nos débuts dans la carrière médicale.

M. le docteur Gaudibert, ex-chef de clinique ophtalmologique à la Faculté de Médecine de Montpellier, oculiste à l'hôpital d'Oran, a droit particulièrement à notre reconnaissance et à nos remerciements pour les excellentes leçons que nous avons reçues de lui pendant le temps que nous avons passé dans son service. Il nous a si largement aidé pour notre thèse, qu'il a inspirée, que nous ne saurons jamais assez l'en remercier.

INTRODUCTION

On a beaucoup écrit sur le traitement du trachome et nous venons un peu tard en parler,
lorsque depuis si longtemps les ophtalmologistes
aussi distingués que Abadie, Darier, de Wecker
et autres ont traité ce sujet d'une manière approfondie.

Cependant la question est toujours à l'ordre du
jour, puisqu'elle n'a pas encore reçu de solution
définitive et que l'entente n'a pu se faire sur le
traitement à adopter. C'est d'ailleurs en Algérie
et dans la province d'Oran en particulier, où
nous avons eu l'occasion de voir tant de granuleux, que ce sujet devient de toute actualité.

En effet, il serait malaisé pour un oculiste de
nos contrées de se désintéresser de cette affection
redoutable qu'il rencontre à chaque instant et
qui constitue à elle seule presque toute la patho-
logie oculaire de l'Algérie, la proportion étant, sur
100 cas, de 70 ou 80.

Le trachome est ici la pierre d'achoppement

pour l'ophtalmologiste, c'est l'écueil contre lequel viennent se briser tous les efforts de sa thérapeutique savante et variée.

De cette difficulté de guérir les granulations est née cette série interminable de traitements proposés pour les combattre et si, dans une étude, nous procédions historiquement, nous verrions que les médecins, depuis l'antiquité la plus reculée, ont épuisé tour à tour toutes les méthodes de traitement et aussi qu'il les ont reprises suivant une espèce de cycle qu'on ne saurait mieux comparer qu'à celui de la mode. Si bien que l'on peut prendre son remède à son tour et le suivre à travers les âges depuis les Grecs et les Romains jusqu'à nos jours.

Mais la mode ne peut être introduite en thérapeutique. Il faut de la méthode et de l'expérience.

C'est en procédant ainsi, c'est-à-dire par l'élimination de certains agents chimiques employés seulement à titre d'essai plus ou moins heureux, par le choix de quelques-uns d'entre eux et par l'adoption de certains procédés opératoires que mon maître, M. le docteur Gaudibert, chargé du service d'ophtalmologie à l'hôpital civil d'Oran, est parvenu à se faire une idée ferme, une opinion arrêtée de ce que doit être le traitement rationnel et logique du trachome en Algérie.

Ce traitement est, en principe, chirurgical avec

quelques agents chimiques, modificateurs et préparateurs, connus de toute antiquité comme adjuvants.

C'est ce mode de traitement, le plus employé à la clinique ophtalmologique de l'hôpital civil d'Oran, que nous avons l'honneur de soumettre à l'appréciation de nos Maîtres dans notre thèse inaugurale.

Les résultats relatés dans les nombreuses observations citées au cours de notre travail et datant de plusieurs années sont la preuve évidente de l'efficacité de ce traitement.

Cependant des Maîtres éminents l'ont repoussé, et de Wecker ne formula-t-il pas, en tête de son chapitre sur les traitements des granulations, cette appréciation : « Tout traitement qui attaque la granulation pour la détruire est mauvais » ? Mais alors, que nous faut-il donc faire en face de cette légion de granuleux qui envahissent nos cliniques ? Faut-il demeurer dans l'expectative et assister impassible à la destruction lente mais fatale d'un des organes les plus importants de l'économie ?

Sans doute, les procédés chirurgicaux aboutissent à la destruction radicale des tissus conjonctivaux où se sont développés les grains trachomateux. Ils agissent donc comme la maladie elle-même et encore plus vite, prétendent les

2

uns, et ce n'est pas, disent les autres, le rêve d'une thérapeutique rationnelle.

On a, d'ailleurs, beaucoup exagéré les conséquences du traitement chirurgical. Quand il est bien dirigé, il ne produit pas, plutôt que les autres traitements, les rétractions cicatricielles si redoutées par certains.

D'ailleurs, que le trachomateux subisse l'intervention ou non, qu'il soit traité par des agents chimiques, tels que le nitrate d'argent et le sulfate de cuivre, ou qu'il soit abandonné à lui-même sans traitement, la période de sclérose arrive après un temps plus ou moins long. La preuve en est que certains d'entre eux se présentent à la visite porteurs d'entropions granuleux, alors qu'ils n'ont jamais été soignés, heureux s'ils n'ont pas, en outre, des complications cornéennes, pannus, leucomes ou staphylomes.

Si, de toute façon, le résultat final est le même, c'est-à-dire si on arrive fatalement à la rétraction cicatricielle des paupières et à l'entropion granuleux, mieux vaut l'obtenir le plus tôt possible et parer ainsi aux lésions graves du globe oculaire qui ne manqueraient pas d'arriver. Nous possédons une excellente méthode de restauration des paupières, celle de Panas, ou encore mieux celle de Gayet, et nous ne pouvons pas nous laisser arrêter par un entropion granuleux en perspective, que nous sommes sûrs de pouvoir guérir. Le granuleux en Algérie n'est plus celui de France. Ses habitudes, ses mœurs, son climat ne sont plus les mêmes. Il ne jouit pas du bien-être que l'on trouve ordinairement dans nos contrées françaises. De plus, les distances sont très grandes. D'immenses régions sont dépourvues de secours médicaux. Les cliniques ophtalmologiques sont éloignées, les déplacements sont par conséquent coûteux. Il faut agir vite et obtenir une guérison rapide, ou le malade se décourage, échappe et erre de ville en ville à la recherche du médicament qui doit le guérir.

Il fallait donc s'adapter au milieu algérien et appliquer une méthode de traitement en rapport avec les besoins et les exigences de la situation oculaire du pays.

On ne pouvait donc pas s'adresser aux traitements médicaux, qui tous demandent beaucoup de temps pour arriver à un résultat quelquefois incertain. Il n'est pas possible de persuader à un malade qu'il devra rester plusieurs mois pour arriver à une guérison certaine. De plus, les granuleux étant si nombreux, ils auraient bientôt encombré nos hôpitaux et il serait alors difficile de leur donner les soins que réclament leur état.

Le traitement chirurgical était le seul capable

de donner satisfaction pleine et entière, et c'est
ce traitement que nous nous proposons d'étudier
dans ce modeste travail, convaincus qu'il est le
plus sûr et le plus efficace et qu'il est appelé à
rendre de grands services au praticien et au
malade.

CHAPITRE I

Traitements chirurgicaux. - Revue générale.

La clinique d'ophtalmologie a été créée à Oran le 1ᵉʳ janvier 1902, et dès les premiers jours de sa création son utilité incontestable était prouvée. Les malades, qui y affluent de tous côtés, sont pour la plupart des granuleux, et il importait, si l'on voulait faire œuvre utile, d'agir rapidement et d'une manière durable. Antérieurement à la création de la clinique, les maladies des yeux étaient soignées dans les pavillons de chirurgie, et la clientèle était formée presque exclusivement de granuleux. Les traitements les plus en honneur étaient employés et cela sans grands résultats : scarifications, cautérisations au nitrate d'argent, protargol, sulfate de cuivre et sous-acétate de plomb ont été tour à tour employés, et, pour notre part, pendant les deux années qui ont précédé la création de la clinique, nous avons vu les granuleux améliorés par ces traitements, mais jamais guéris d'une manière radicale, si ce n'est les cas légers et bénins qui seuls sont passibles du traitement médical, et encore dans certaines conditions seulement.

L'expérience acquise indiquait donc un changement de traitement qu'il fallait absolument plus énergique.

Déjà les scarifications suivies ou précédées de cautérisations au nitrate d'argent à 1 p. 30 étaient insuffisantes ; un des seuls traitements assez énergique et susceptible de donner des résultats était le traitement chirurgical. C'est ce traitement qui fut employé dès le début de la création de la clinique.

Rarement le traitement médical exclusif fut employé. Dans certains cas légers et bénins cependant, on y eut recours et c'était alors aux cautérisations au nitrate d'argent à 1 pour 30, suivies de scarifications. Si on n'employait pas le traitement chirurgical, c'était pour la plupart du temps parce qu'on était débordé par le nombre toujours croissant des malades et quelquefois parce que l'état général des malades en question rendait dangereuse une intervention qui nécessite l'anesthésie générale. Dans tous les cas, ces malades furent améliorés et certains mêmes purent quitter la clinique en apparence guéris, mais tous les jours on voit revenir à l'hôpital de ces prétendus guéris avec une poussée aiguë qui détruit en quelques jours le bon résultat apparent obtenu et qui souvent menace de faire perdre au malade l'œil atteint.

C'est ainsi qu'une récidive subite du pannus peut, en peu de temps, faire perdre le fruit d'un traitement qui a duré des mois.

Dans quel cas devra-t-on employer le traitement chirurgical des granulations ? Dès que le diagnostic sera posé d'une façon ferme, on ne devra pas hésiter à opérer, et c'est à cette condition que l'on obtiendra la cure radicale de cette terrible maladie et que l'on évitera ces récidives désastreuses où l'on voit un malade perdre ses yeux avant que le médecin ait eu le temps d'intervenir. Si on a recours au traitement chirurgical, on pourra alors promettre au malade une guérison complète et définitive, si, de son côté, par des soins de propreté et d'hygiène bien entendus, il sait se mettre à l'abri non pas d'une récidive de sa maladie dont il aurait gardé quelque germe, mais d'une nouvelle atteinte venant du dehors.

Mais à quel traitement chirurgical devra-t-on donner la préférence ?

Nous ne referons pas l'historique complet des divers traitements chirurgicaux qui ont été proposés. La question a été traitée d'une façon approfondie par M. Sempé, dans sa thèse inaugurale, et nous nous contenterons de passer rapidement en revue les principaux traitements chirurgicaux les plus en honneur. Nous renverrons de même le lecteur à la thèse de M. Sempé pour ce qui concerne la bibliographie qui a été faite par cet auteur d'une manière très complète et qui nous a servi de guide pour écrire ce chapitre.

Le traitement chirurgical du trachome ne date pas d'hier, puisqu'en effet Hippocrate et les médecins de son temps y avaient déjà songé. On trouve, dans l'article « de la Vision » des œuvres d'Hippocrate, le manuel opératoire de l'intervention alors pratiquée et qui, essentiellement, consistait en une sorte de raclement effectué avec de la laine enroulée autour d'un fuseau de bois. On procédait ensuite à une cautérisation avec des liquides à base de sels de cuivre. On obtenait ainsi la formation d'une escharre qui laissait après elle une plaie simple que l'on soignait alors au moyen des médicaments en usage à cette époque pour la guérison des plaies.

Ce traitement devait sûrement donner des résultats et devait débarrasser le malade de ses granulations, mais pouvait-on doser la profondeur des escharres et la profondeur du tissu cicatriciel qui se formait après elle ? Sûrement non, et l'entropion granuleux ne devait pas manquer d'apparaître bientôt et les malades en étaient alors réduits à s'arracher les cils qui venaient frotter sur leurs cornées.

L'école d'Alexandrie et plus tard l'école arabe recommandèrent ce traitement chirurgical avec de légères variantes (Cf. thèse de Sempé).

Jusqu'au onzième siècle, on ne parle pas de nouveaux procédés chirurgicaux. A cette époque, dans « la Chirurgie du maître Yperman », on trouve indiquée l'excision des granulations. Nous le citons d'après M. Sempé.

« Le traitement consiste à passer une aiguille dans cette chair fongueuse : ce qu'il faut faire si adroitement que vous ne blessiez pas la chair sous-adjacente. Alors vous emporterez cette chair fongueuse et l'aiguille à l'aide d'une lancette ou des ciseaux, et, s'il reste quelques débris, détruisez-les et appliquez sur le globe de l'œil un linge fin trempé en entier dans du blanc d'œuf de telle sorte qu'aucune substance irritante ne puisse l'atteindre. »

Et, plus loin, l'auteur ajoute :

« Chez les personnes qu'on ne peut persuader à se laisser exciser les chairs, suivez, quoiqu'il soit long, le traitement suivant :

Prenez une petite baguette et passez-la obliquement sous l'œil dans la cavité orbitaire de

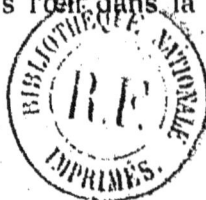

manière à renverser la paupière, alors prenez de
la graisse d'oie, du sel gemme ou du sel ammo-
niaque et enduisez-en fortement cette paupière,
cinq fois par jour et aussi longtemps qu'il sera
nécessaire. De cette manière vous parviendrez à
détruire cette chair fongueuse. Après chacune
de ces opérations, vous humecterez la paupière
avec de l'eau de fenouil à l'état froid et, règle générale, appliquez tous vos collyres à froid sur l'œil. »

Ce procédé médical devait, en effet, comme le
reconnaît son auteur, demander beaucoup de
temps pour donner des résultats et l'on comprend
facilement qu'il ait toujours donné la préférence
au traitement chirurgical dont nous avons parlé
plus haut. Ce dernier traitement devait encore
demander une certaine habileté et ne devait pas
toujours donner des résultats certains, car il est
bien difficile, quand on veut atteindre chaque granulation l'une après l'autre, de ne pas en oublier,
et dans ce cas, tôt ou tard, on voit survenir une
récidive.

Il faut arriver au dix-huitième siècle pour
entendre parler du traitement chirurgical des
granulations, mais c'est au dix-neuvième siècle
surtout que l'on commence à parler sérieusement
de cette terrible maladie qui fit son apparition
dans toutes les nations d'Europe après l'expé-
dition de Bonaparte en Egypte.

Mais ce fut en Belgique que la contagion fit le plus de ravages et en particulier dans l'armée belge. Le traitement le plus employé était l'excision des granulations suivie ou précédée de cautérisations au nitrate d'argent.

En France, Desmarres enlevait les granulations volumineuses à l'aide des ciseaux courbes, mais ce moyen entraînait souvent des rétractions cicatricielles trop intenses et on dut s'adresser à un traitement moins énergique. On eut alors recours aux scarifications et, à cet effet, Desmarres inventa le scarificateur que l'on connaît bien et dont on se sert encore.

Galezowski[1] recommande la tonsure aux ciseaux des granulations saillantes et, sur la remarque que l'on avait faite qu'elles siégeaient surtout dans le cul-de-sac supérieur de la conjonctive, il proposait l'excision de ce cul-de-sac, mais en conseillant de respecter les parties saines. Abadie[2] défend aussi ce procédé, mais on ne tarda pas à voir, malgré les bons résultats immédiats obtenus, que l'excision des culs-de-sac entraînait des rétractions cicatricielles et amenait bientôt de l'entropion.

On revint alors à des moyens moins radicaux et

(1) Maladie des yeux (1875), p. 222.
(2) Maladie des yeux (1876), p. 141, t. I.

on se contenta d'écraser ou d'exprimer les granulations. Certains les écrasaient simplement au moyen des ongles, d'autres entre l'ongle et un instrument approprié à cet usage.

On inventa des pinces destinées à écraser les granulations entre leurs mors, et tous les auteurs vantent les résultats de ce mode de traitement qui cependant n'est pas adopté d'une manière définitive, ce qui prouve qu'on n'avait pas encore trouvé le traitement rationnel des granulations. Tous les médecins sont en effet d'accord pour déclarer que, si on oublie le moindre grain granuleux, la récidive est fatale. On né pouvait cependant pas enlever tout le tissu malade au moyen de l'excision sans craindre des rétractions cicatricielles intenses. Sattler[1], plus tard, reprend l'excision du cul-de-sac et même d'une partie du cartilage tarse. Il croit que c'est le vrai traitement du trachome et il n'a jamais eu à reprocher à ce mode de traitement les rétractions cicatricielles amenant des déformations palpébrales, comme le prétendent les adversaires de cette méthode. Pour lui, le traitement qui détruit radicalement toutes les granulations est le seul capable de donner des résultats. Mais il croit que, pour obtenir la guérison du trachome, il n'est pas néces-

_____

(1) Thèse de Fourrey (1892), p. 21 et suiv.

saire de s'adresser à un traitement aussi énergique. Voici le traitement que propose Sattler, et
c'est déjà un grand progrès sur tous ceux qui
avaient été proposés jusqu'alors.

Au moyen d'une aiguille à cataracte, il scarifie
les granulations, puis au moyen d'une petite
curette il expulse tout leur contenu. Il est nécessaire d'arriver jusqu'aux culs-de-sac supérieurs,
ce qui offre quelques difficultés, mais avec une
pince spéciale destinée à éverser complètement la
paupière et à mettre complètement a découvert la
muqueuse conjonctivale, on peut y arriver plus
facilement.

Sattler recommande d'avoir recours à l'anesthésie locale par la cocaïne dans les cas légers et
récents, mais souvent ce moyen n'étant pas suffi-
sant, il vaut mieux s'adresser à l'anesthésie générale par le chloroforme, de manière à agir plus
facilement et à n'oublier aucun grain granuleux,
car il considère comme un des plus importants
avantages du procédé de détruire en une seule
séance tout ce qui doit être détruit d'après les
indications ci-dessus.

On doit scarifier aussi profondément qu'il est
nécessaire toutes les granulations qui existent et
au moyen de la curette ne pas négliger de vider
entièrement tous les grains granuleux. Pour
cela, il faut retourner la paupière complète-

ment, et Sattler préconise, pour arriver à ce résultat, l'emploi d'une pince à double fixation.

L'opération une fois terminée, on lave abondam-
ment les surfaces curetées avec du sublimé à
1 o/oo. Pansement humide, froid ensuite, que l'on
renouvelle tous les jours.

Au bout de quatre ou cinq jours, la surface conjonctivale opérée se recouvre d'épithélium. Les
granulations, que l'on apercevait proéminantes
avant l'opération, ont complètement disparu et
laissent voir des parties saines de conjonctive qui
ne tarderont pas à se reconstituer.

Sattler recommande encore, dans le cas de trachome succulent, enflammé et suppurant, d'arrêter d'abord cette inflammation et cette suppuration par des cautérisations alternées au nitrate
d'argent et au sublimé.

L'opération faite, on doit encore continuer ces
cautérisations alternées et on obtient, selon lui, en
quelques jours, le résultat qu'on n'obtenait
qu'avec peine après des mois de traitement par les
procédés employés antérieurement.

Sattler prétend n'avoir jamais observé de rétractions cicatricielles qui compromettent le succès
obtenu par ce mode de traitement. Jamais de
récidive si les malades sont surveillés, c'est-à-dire
si on enlève par la suite les granulations qui pour-

raient avoir échappé à l'opérateur au moment de l'intervention.

Il n'existe pas de contre-indication, à part toutefois une sécrétion trop abondante que l'on doit tarir avant d'opérer.

Les cas légers, comme les cas graves, doivent être opérés, car ce traitement est le seul donnant des résultats.

Le Dr Fourrey[1], dans sa thèse inaugurale, inspirée par M. le Dr Darier qui avait vu opérer Sattler, propose ce procédé en y apportant quelques modifications.

Il recommande, avant toute opération, de se rendre compte de la répartition des granulations sur la muqueuse conjonctivale.

Il ne faut pas, en effet, au cours de l'opération, lorsque le champ opératoire sera envahi par le sang, qu'on laisse quelques grains granuleux sans y porter la curette ou le scarificateur.

Sans cette précaution, en effet, la guérison ne serait qu'apparente et, grâce aux germes infectieux qu'on n'aurait pas enlevés et détruits, les granulations reparaîtraient bientôt.

M. Darier procède à l'opération, qu'il recom-

---

(1) Thèse de Paris, 1892.

mande et que nous allons étudier, sous l'anesthésie au chloroforme.

Il combine l'action du chloroforme avec celle de la cocaïne ; de cette manière, le sommeil chloroformique peut être plus léger sans que le patient ressente aucune douleur.

Si le renversement des paupières ne peut pas s'obtenir d'une façon complète, d'un coup de ciseau on sectionne l'angle externe des paupières. On est obligé de recourir à ce moyen d'éclairer le champ opératoire toutes les fois que l'on a à opérer sur des paupières dont la fente est trop réduite, ou qui sont trop épaissies et infiltrées par l'infection granuleuse.

Pour mettre à découvert toute la conjonctive bulbaire, on appliquera un écarteur mécanique, et, en tirant l'œil avec une pince, on pourra tendre cette conjonctive à volonté de façon à ce qu'on puisse facilement inciser, gratter et brosser tous les endroits où l'on aperçoit la moindre granulation. (Thèse de Fourrey.)

D'un coup de ciseaux, on enlève la caroncule lorsqu'elle est trop infiltrée et qu'il serait difficile de la débarrasser d'une façon certaine de tout grain trachomateux par une simple scarification. Si la cornée est recouverte d'un pannus épais, avec la curette et très délicatement, de manière à respecter le tissu sain, on la gratte et on la brosse ensuite. Après cela, on lave soigneusement.

On procède alors au brossage des paupières. M. Darier a imaginé une pince qui agit par enroulement et avec laquelle on obtient un renversement total de la paupière. Cette pince peut être comparée à une pince de Péan dont les mors seraient légèrement allongés et amincis et pourvus, l'un de trois pointes qui entrent dans trois trous de même dimension ménagés sur l'autre.

Avec cette pince, on saisit le bord libre de la paupière qu'on enroule sur la pince en lui imprimant un mouvement de rotation selon son axe. La conjonctive est ainsi tendue à son maximum et les granulations apparaissent facilement.

On scarifie alors avec soin, de manière à bien inciser toutes les granulations, mais tout en respectant le plus possible la conjonctive dans son épaisseur, si elle est saine. Grâce à ces scarifications, le contenu gélatineux de ces granulations est expulsé et apparaît sur la surface de la conjonctive.

Pour enlever d'une manière efficace cette matière infectieuse, qu'on ne doit pas laisser sur la plaie, M. Darier recommande d'employer la curette, mais ce temps opératoire n'est qu'accessoire et ne constitue pas le temps principal comme dans l'opération proposée par Sattler.

3

M. Darier insiste surtout sur la nécessité du brossage de la conjonctive infectée, avec une brosse à dents, petite et à crins courts et durs, que l'on emploie après désinfection faite avec soin.

Le brossage doit se faire avec cette brosse trempée dans une solution antiseptique ; il doit être vigoureux mais doit toujours respecter les endroits sains de la muqueuse. On agit de même pour les deux paupières et, après les avoir scarifiées, grattées et brossées, on lave avec soin toute la surface conjonctivale.

L'opération est terminée, il ne reste plus qu'à surveiller le malade pendant un mois ou deux et ne pas hésiter à intervenir de nouveau pour détruire à temps les quelques granulations qui peuvent reparaître.

Telles sont les indications opératoires formulées par M. Fourrey, dans sa thèse inaugurale inspirée par M. Darier, et ce mode de traitement, d'après son auteur, n'amène que des guérisons ou de notables améliorations, sans jamais entraîner des complications. Le procédé que nous recommandons s'en rapproche par bien des points, mais il est seulement simplifié dans ses temps opératoires et dans son instrumentation, et amélioré dans ce sens qu'il supprime le brossage, qui n'est jamais sans danger pour l'opérateur ou ses aides.

Dernièrement, dans sa thèse inaugurale, Mme Laticheff[1] recommande la transplantation de la muqueuse buccale, d'après Sapesko et Noïszewski; mais ce procédé offre de grandes difficultés opératoires, il est long et incertain et, de plus, il est dangereux, puisque pour effectuer cette transplantation, on doit d'abord enlever et détruire toute la conjonctive infectée, et dans le cas d'insuccès, la paupière est complètement privée de muqueuse et vouée fatalement à l'entropion cicatriciel.

Il ne nous reste plus qu'à parler du procédé du professeur Kuhnt (de Kœnigsberg)[2], qui a adopté l'excision des culs-de-sac comme traitement dès granulations. Ce traitement, selon lui, est le plus simple, le meilleur, et n'entraîne pas de complications, à la condition de ne pas comprendre le tarse dans l'excision.

Une amélioration, et le plus souvent la guérison, seraient la conséquence de ce mode de traitement et cela au bout de trois mois.

M. le professeur Kuhnt n'a pas recours à l'anesthésie complète; selon lui, l'anesthésie à la cocaïne serait suffisante.

(1) Thèse de Paris, 1899.
(2) Cf. Thèse de Kowler, Paris, 1900.

CHAPITRE II

Traitement chirurgical modifié. — Ses indications et ses avantages.

On admet classiquement plusieurs formes de granulations :

1º Les granulations simples ;
2º Les granulations mixtes ;
3º Les granulations diffuses ;
4º Les granulations cicatricielles.

Les granulations simples sont nettes, détachées et isolées ; elles reposent sur une muqueuse peu altérée. Elles sont ordinairement récentes.

Les granulations mixtes sont constituées par un mélange de granulations simples et de saillies papillaires, sur une muqueuse plus ou moins altérée ; elles sont habituellement assez anciennes,

Les granulations diffuses sont perdues dans une infiltration considérable de la muqueuse au milieu de laquelle granulations et papilles restent confondues.

Les granulations cicatricielles se caractérisent

par leur effacement, de la sclérose tarso-conjonc-
tivale, des traînées blanchâtres, horizontales,
sinueuses, plus ou moins larges, situées sur le
milieu du tarse et dans le cul-de-sac supérieur.

Au point de vue clinique, on ne tarde pas à
noter de multiples variétés, que l'on peut ramener
à trois formes principales : lymphoïdes, scléroïdes
et fibroïdes.

Dans la forme lymphoïde, la conjonctive est
rouge, lisse, tendue, comme soulevée par un tissu
fongueux. Après scarification du cul-de-sac, on
fait sourdre, par simple pression, une masse
pulpeuse, gélatineuse.

Les sécrétions conjonctivales sont abondantes,
muqueuses ou muco-purulentes. Il existe de la
photophobie et un blépharospasme excessif. Ces
dernières complications sont constantes. C'est la
forme la plus fréquente que l'on rencontre dans
nos contrées, chez les adolescents, les femmes et
les enfants très lymphatiques.

Dans la forme scléroïde, la conjonctive est plus
rude ; elle est tomenteuse, irrégulière, cicatricielle ;
les sécrétions sont rares et filantes. Ses complications sont faibles ou anciennes et les lésions palpébrales et lacrymales habituelles.

Dans la forme fibroïde, la conjonctive palpébrale est tapissée de saillies rosées, luisantes,
juxtaposées, arrondies, du volume d'une tête

d'épingle ou d'une petite lentille. Pas de complications oculaires. Forme rare en Algérie.

Cette division clinique admise il ne reste qu'à
préciser les indications de l'intervention que nous
allons décrire.

S'agit-il de granulations lymphoïdes récentes
ou anciennes simples ou mixtes, avec sécrétions
muco-purulentes abondantes. On doit tout d'abord
préparer le terrain avant de les opérer. En pareil
cas, les cautérisations au nitrate d'argent avec
solution à 1/3o sont préférables à tout autre agent
modificateur et donnent des résultats rapides en
quelques jours. en faisant disparaître toute
sécrétion gênante pour l'opération. On peut alors
procéder au raclage, sans crainte de déterminer
une inflammation nouvelle et des complications
du côté du globe oculaire, accident inévitable si
l'on n'a pas soin de se débarrasser antérieurement de toute sécrétion muco-purulente.

Dans la forme scléroïde où les amas granuleux
sont à fleur de muqueuse, et où la muqueuse
conjonctivale est plutôt sèche, c'est-à-dire sans
beaucoup de sécrétions, cette période pré-opé-
ratoire ou temps préparatoire n'existe pas ou
mieux est de très courte durée. Une simple
cautérisation au nitrate d'argent suffit à préparer les yeux du patient pour l'opération, qui
dans cette variété de granulations donne les

plus beaux résultats. C'est là, en effet, que le raclage triomphe et l'emporte sur toutes les autres méthodes de traitement. C'est là que cette intervention trouve sa véritable indication.

Comme le traitement à forme lymphoïde et à forme scléroïde est très fréquent dans nos pays surtout chez les jeunes sujets, on comprend combien grands sont les services qu'elle peut rendre.

Nous n'en dirons pas autant pour le trachome fibroïde, heureusement assez rare, où le raclage ne donne pas de résultats aussi rapides et aussi brillants que dans les deux formes précédentes.

Le manuel opératoire de l'intervention que nous préconisons est des plus simples.

Comme instrumentation : une paire de ciseaux pour fendre la commissure externe (conthoplastie ou simple conthotomie suivant la gravité du cas), un ou deux scarificateurs de Desmarres, une pince à simple fixation ou à double fixation, celle de Monoyer est avantageuse, ou celle de Galezowski qui lui sert à enlever les granulations dans les culs-de-sac. Nous nous en servons, nous, pour retourner les paupières sur la plaque incorne. Ajoutons, si l'on veut, une curette ordinaire ou celle d'Abadie inventée à cet effet. Un scarificateur peut aisément en tenir lieu, et racle peut-être mieux qu'une curette.

Un écarteur à main.

Une pince ordinaire.

Voilà tout notre arsenal. Il est, comme on le voit, aussi simplifié et aussi réduit que possible. Il a au moins l'avantage de ne pas être encombrant et d'être à la portée de tous.

Le malade anesthésié au chloroforme, un aide écarte vigoureusement les paupières au niveau de la commissure externe que l'on fend franchement jusqu'au rebord orbitaire pour donner du jour. On suture ou non, suivant l'effet voulu. S'il y a du pannus, on fait séance tenante la péritomie avec le scarificateur. Ceci fait, une pince à fixation, celle de Galezowski, par exemple, mord solidement le bord libre, vers le milieu de la paupière, que l'on retourne fortement sur la plaque en buffle, passée en dessous du côté de la face cutanée. La main gauche de l'opérateur tient à la fois la pince et la plaque, juxtaposées et superposées, et tend aussi fortement que possible la paupière sur ce plan résistant.

Les grains trachomateux apparaissent alors en saillie au niveau de la muqueuse ectropionnée tendue, et se présentent d'eux-mêmes à la curette ou au scarificateur. Celui-ci, saisi de la main droite, commence son œuvre vers les angles internes et racle soigneusement toute la surface granuleuse en allant d'un angle à l'autre, parallèlement au bord libre; en procédant méthodiquement, on est sûr de ne rien oublier.

A défaut de pinces à fixation et de plaque en corne, on peut se servir avantageusement d'un simple écarteur à main, avec lequel on accroche, en sens inverse, la paupière supérieure particulièrement, en appuyant sur sa face cutanée et en retournant brusquement le bord libre sur le crochet de l'écarteur dirigé en haut. L'on peut tendre ainsi vigoureusement toute la surface muqueuse qui se présente complètement à découvert avec ses grains trachomateux.

Le raclage une fois terminé, on étanche le sang avec des tampons d'ouate hydrophyle, imbibés d'une solution de sublimé à 1 p. 1000 et on pratique un frottage plus ou moins vigoureux. On procède ensuite à un grand lavage avec de l'eau boriquée chaude et on instille quelques gouttes de cocaïne et d'atropine s'il existe des lésions oculaires. Avant de faire le pansement, nous introduisons toujours un peu de pommade iodoformée, spécialement préparée à cet effet et rigoureusement aseptique, dans les yeux du malade, comme antiseptique et calmant. Ensuite pansement humide que l'on change une fois par jour.

Ainsi exécutée, par un praticien qui en a l'habitude, cette opération ne dure pas plus d'un quart d'heure à vingt minutes.

Au réveil, le malade n'éprouve qu'un peu de gêne dans les paupières et très peu de douleur. Après le premier pansement, tout a disparu pour faire place à une grande sensation de bien-être et à une bonne période de calme.

Huit jours après, les malades à granulations simples ouvrent leurs yeux, ceux plus atteints ne sont libres qu'entre le quinzième et le vingtième jour.

Dans aucun cas, nous n'avons eu de complications oculaires et d'inflammation grave. Jamais de suppuration et d'œdème grave des paupières, grâce aux précautions pré-opératoires et à l'antisepsie qui est de rigueur. Toute trace d'intervention avait disparu après le premier septenaire.

Bien dosé, suivant la gravité du cas, suivant l'âge du patient, c'est-à-dire vigoureux dans le trachome succulent fortement développé et ayant envahi toute la muqueuse palpébrale chez les vieux granuleux mal traités ou quelquefois n'ayant suivi aucun traitement, modéré dans les formes récentes de granulations à fleur de muqueuse, chez les jeunes le raclage donne des résultats réellement appréciables.

Ce mode de traitement est bien supérieur au traitement classique par les agents chimiques, tels que le nitrate d'argent, le sulfate de cuivre ou l'acétate de plomb qui agissent seulement en surface et qui donnent des améliorations passagères et non des guérisons.

Il est d'une exécution plus facile que le brossage, qui est en outre dangereux pour les aides et l'opérateur, à la portée de tous, et il peut devenir entre les mains des médecins généraux aussi bien que des oculistes un moyen énergique de délivrer les pauvres granuleux d'une affection redoutable qui, non soignée énergiquement, les poursuit parfois toute leur existence.

Nous avons essayé toutes les méthodes pour combattre ce mal si répandu dans nos pays. Aucune ne nous a donné les résultats de celle-ci.

La rapidité avec laquelle certains malades ont guéri, la facilité d'exécution de cette opération, son innocuité pour les paupières et le globe oculaire, nous ont frappés et engagés à abandonner systématiquement tout autre procédé.

L'objection vraiment sérieuse que l'on puisse lui faire est que le raclage nécessite l'anesthésie générale, la chloroformisation que redoutent beaucoup de nos malades et qui est dangereuse chez certains.

Mais en agissant avec toute la prudence voulue, en s'en tenant à une anesthésie légère chez les malades pour qui le chloroforme est un danger, en agissant plus vite pour ne procéder

qu'à une anesthésie de courte durée, toute contre-
indication disparaît, et dans les cas très rares où
l'anesthésie générale est impossible ou qu'elle est
refusée, on peut faire subir au malade cette intervention, en lui badigeonnant la paupière avec
une solution de cocaïne à 1 pour 20.

Le raclage est donc l'opération de choix,
l'opération d'avenir dans ces pays algériens
infectés de granuleux. Il nous a toujours donné
des résultats parfaits, et la guérison radicale et
rapide a été ordinairement la règle. On peut
affirmer qu'un malade opéré de ses granulations
et surveillé pendant que s'opère la cicatrisation
est un malade guéri qui ne doit pas rechuter.
Naturellement, il n'est pas à l'abri d'une nouvelle
infection, mais cette infection ne peut venir que
du dehors, car ses yeux ont été débarrassés de
l'agent infectieux, cause de son affection.

Nous avons recueilli, dans le service, des observations de malades qui avaient été traités à
l'hôpital avant la fondation de la clinique, et qui
en étaient des habitués. Ceux dont le tissu cicatriciel n'était pas organisé ont été traités chirurgi-
calement et ont guéri. Quoique nous ne puissions
pas donner le résultat éloigné de ces interven-
tions, l'état actuel de ces malades nous permet de
dire qu'ils sont débarrassés radicalement de leur
affection. D'autres observations nous ont été

fournies par notre maître, le docteur Gaudibert.
Certaines remontent à quatre ans et l'état de ces
malades traités n'a jamais laissé à désirer, alors
que, pendant des années, ces malades n'avaient
été que de malheureux infirmes. En somme, le
raclage ne nous a jamais donné que de très bons
résultats, que nous n'aurions sûrement pas
obtenus avec tout autre traitement médical, et
notre procédé chirurgical a du moins l'avantage
sur les autres procédés similaires d'être excessi-
vement simple et rapide.

Il suffit de parcourir quelques-unes des observations qui suivent pour se rendre compte de la
simplicité de cette opération, de ses avantages et
de sa valeur thérapeutique.

Ces observations sont au nombre de 29. Elles
comprennent des personnes de tous les âges. Les
enfants sont en plus grand nombre. C'est, en
effet, chez eux que les résultats sont les plus
brillants. Nous ne citons que les cas qui nous
paraissent les plus intéressants et les plus suscep-
tibles de soutenir notre cause.

La statistique du docteur Gaudibert porte sur
45 cas opérés depuis trois ans. Nous croyons
inutile de les relater tous en détail. Nous avons
réduit au minimum nos observations person-
nelles prises dans son service à l'hôpital d'Oran.
Ces cas ne sont pas aussi anciens, mais sont parfaits comme résultats.

Observations

OBSERVATION I

(Dr Gaudibert).

Madame B., de Bouguirat, âgé de 32 ans, souffrait de granulations depuis cinq ans.

Antécédents héréditaires et personnels, bons ; rien à signaler de particulier ; santé générale bonne, pas d'enfants granuleux.

L'infection s'est faite par un domestique espagnol en service chez elle.

L'affection a débuté brusquement des deux côtés à la fois par une conjonctivite catharrale aiguë à laquelle a succédé la période granuleuse chronique subaiguë.

Elle a suivi divers traitements : scarifications, cautérisations au nitrate d'argent, au sulfate de cuivre, qui ont produit des améliorations passagères, mais jamais la guérison définitive.

Quand elle s'est présentée à la clinique du Dr Gaudibert, l'état oculaire était le suivant : occlusion partielle des paupières, larmoiement considérable, photophobie et parfois entropion spasmodique. A l'examen direct, après éversion des paupières, muqueuse très enflammée, boursouflée,

infiltrée de grains trachomateux succulents et jaunâtres.
Pas de lésions de l'œil.

Le curetage sous le chloroforme a été proposé et accepté
immédiatement et avec d'autant plus d'empressement que
la malade désespérait de guérir. Pratiquée comme nous
l'avons décrite, cette opération a donné un résultat définitif au
bout d'un mois de traitement, résultat qui se maintient depuis
trois ans. Nous avons revu cette malade cette année : l'état
des paupières est parfait, la cicatrisation est fine et uniforme
sans déformation palpébrale, sans déviation du bord libre.
La malade a repris depuis ses occupations quotidiennes et
ne s'est plus ressentie de son ancienne affection.

OBSERVATION II
(Dr Gaudibert).

M. L..., représentant de commerce, de Mostaganem,
38 ans. Santé générale excellente. Présente depuis cinq ans
une inflammation chronique de l'œil gauche, l'œil droit est
sain. En traitement à Mostaganem et à Oran pendant longtemps, n'a obtenu aucune amélioration par les cautérisations et les scarifications.

Lorsqu'il se présente à la clinique, son état oculaire est le
suivant : paupière gauche épaissie, boursouflée, œdématiée,
tombante, secrétion abondante, pannus épais, vision quan-
titative, muqueuse infiltrée et épaissie, granulations fibroïdes. L'opération est proposée et acceptée. Elle est pratiquée
sous le chloroforme le 10 février 1899. Même technique
opératoire. En plus péritomie très large et frottage du pannus avec une curette fine. Pansement quotidien.

Quinze à vingt jours après, la cornée commence à s'épaissir, l'œil compte les doigts à 50 centimètres, la paupière se relève insensiblement et la muqueuse devient lisse et uniforme, la sécrétion disparaît peu à peu.

Le malade sort très amélioré un mois et demi après et revient guéri au bout de deux mois de surveillance.

OBSERVATION III

(Dr Gaudibert).

M. Antony, de Bouguirat, 10 ans, souffre de granulations depuis deux ans. Santé générale bonne. Pas de granuleux dans la famille. L'enfant est revenu un jour de l'école avec les yeux enflammés ; depuis, l'inflammation n'a pas cessé. Il n'y a heureusement aucune lésion cornéenne. Les granulations occupent spécialement les culs-de-sac et ressemblent à du frai de poisson.

L'enfant est chloroformé le 1er mars 1899 et opéré suivant la méthode préconisée dans ce travail.

La guérison radicale qui se maintient depuis trois ans a été obtenue en un mois. Nous avons revu l'enfant il y a six mois. La cicatrisation des paupières est très fine, très régulière et aucune menace de déformation palpébrale n'a été constatée.

OBSERVATION IV

(Dr Gaudibert).

M. H..., de Bouguirat, cultivateur, 27 ans, souffre de granulations depuis sept ans, santé générale excellente.

4

Réformé pour sa vue.

Etat oculaire au moment de son opération :

Œil droit : Rétrécissement palpébral, larmoiement, photophobie, pannus léger, mais ulcère paracentral de la cornée, Kéroto-iritis, tension surélevée. VOD = 5/30.

Œil gauche : Ptosis complet, entropion spasmodique de la paupière supérieure, pannus plus épais, ulcère central en coup d'ongle et leucome ancien marginal. Tension surélevée. VOG = 1/50.

Opéré le 20 mars 1899, frottage et péritomie-paracentèse quelques jours après. Eserine pilocarpine. Un mois après : VOD = 5/10. Tension normale. VOG = 5/20.

Ce malade a été soigné à la clinique pendant deux mois. Huit mois après, le malade vient nous demander un certificat pour ses 28 jours. A cette époque, l'état oculaire était le suivant : Aspect normal des paupières, l'œil gauche plus petit que l'œil droit. VOG = 5/5 — VOG = 5/15. Tension normale des deux yeux. L'entropion spasmodique, ou plutôt la tendance des cils à se retourner a disparue et la vision est à tel point satisfaisante que le malade est pris pour sa période de 28 jours. Depuis trois ans, l'amélioration s'est maintenue. Nous avons eu l'occasion de revoir M. H..., il y a trois mois, la guérison paraît définitive, le malade travaillant aux champs toute la journée.

OBSERVATION V

(Dr Gaudibert).

Mlle L..., de Bel-Abbès, 10 ans, souffre de granulations depuis deux ans, famille aisée, situation hygiènique bonne ; a été contaminée par une domestique et, à son tour, a contaminé sa sœur aînée âgée de 18 ans et dont on trouvera l'observation plus loin. Etat général strumeux, forme de granulations lymphoïdes.

Etat oculaire avant l'opération :

Œil droit : paupières boursouflées, demi-closes, larmolement, photophobie, ulcère cornéen.

Œil gauche : conjonctivite granuleuse ordinaire sans lésions oculaires.

Opérée le 15 mai 1890. Péritomie légère et partielle, supérieure seulement.

Traitement pendant un mois et demi. Guérison radicale au bout de ce temps et qui s'est maintenue depuis.

(Voir l'observation suivante qui est celle de sa sœur non opérée).

OBSERVATION VI

(Dʳ Gaudibert).

Pas d'opération ; durée du traitement un an et demi.

Mˡˡᵉ L..., Bel-Abbès, 18 ans. Sœur de la précédente n'a pas accepté la chloroformisation. Santé générale bonne ; tempérament lymphatique modifié et amélioré par une excellente hygiène. A été contaminée par sa jeune sœur. Pas de lésions oculaires, mais forme identique de granulations.

Le traitement a été le suivant : cautérisation au nitrate d'argent tous les deux jours, ensuite scarifications et frottage au sublimé à 1 0/00.

La malade est restée la première fois un mois et demi à Oran. Elle est repartie améliorée mais non guérie. Elle a rechuté quinze jours après.

Nouveau traitement d'un mois. Amélioration se maintenant quelque temps, ensuite nouvelle récidive.

Ces alternatives d'améliorations et de rechutes ont duré un an et demi malgré les modifications apportées dans le traitement (essai du sulfate de cuivre qui n'a rien donné). Le seul agent capable de modifier son état et de l'améliorer était le nitrate d'argent associé aux scarifications.

La guérison ne s'est produite qu'après plusieurs mois de souffrances et ne serait peut-être pas encore arrivée, si cette malade n'avait eu les moyens et la facilité de rester à Oran.

OBSERVATION VII

(Dr Gaudibert)

M. J..., Oran, 12 ans, lycéen, atteint de granulations simples depuis trois mois, sans lésions oculaires, a été opéré le 5 juin 1899 et surveillé pendant deux à trois mois. A guéri complètement sans récidive aucune depuis ce temps.

OBSERVATION VIII

(Dr Gaudibert).

Mlle E..., d'Oran, 13 ans, souffre depuis trois ans de conjonctivite granuleuse ; a subi divers traitement sans résultat durable. Santé générale bonne. Etat oculaire : granulations lymphoïdes et scléroïdes ODG — OD ulcère central et pannus supérieur.

Opérée le 10 janvier 1900. Guérison au bout de deux

mois VOD = 5/7, VOG = 1. La malade a été revue en octobre de cette année : état oculaire parfait.

OBSERVATION IX

(Dr Gaudibert).

Enfant L... (Tlélat), 12 ans, souffre de granulations depuis sept ans. Chaque année l'enfant reste deux à trois mois les yeux fermés et suppurants, enfermé dans une chambre obscure.

Aucun traitement n'a apporté une amélioration. Pendant l'hiver, la situation oculaire s'améliore et l'enfant peut se conduire d'un œil jusqu'à l'entrée de l'été.

Tempérament strumeux. Forme de granulations : lymphoïdes et cicatricielles. Blépharospasme.

Etat oculaire avant l'opération : OD pannus crassus complet, sécrétion abondante. Vision nulle, paupières infiltrées, épaissies, dures, parsemées de traînées cicatricielles et de bourgeons granuleux volumineux — OG pannus moins développé, leucome diffus, vision = 1/50, paupières comme OD.

L'enfant est opéré le 15 septembre 1900. Après avoir subi des cautérisations au nitrate d'argent pendant quelques jours, afin de préparer le terrain, c'est-à-dire afin de tarir la suppuration.

Opération complète, très large, vigoureuse. Péritomie totale, raclage de la cornée au niveau du pannus succulent marginal. Canthoplastie des deux côtés. Amélioration au bout de quinze jours. OD compte les doigts à trois mètres. VOG = 5/20. L'enfant part en apparence guéri au bout de trois mois VOD = 5/20, VOG = 5/15. Quelque temps après, récidive de l'œil gauche, l'œil droit s'améliorant toujours.

Nouvelle intervention sur l'œil ayant récidivé : raclage et péritomie. Cette fois le résultat est parfait au bout d'un mois.

La vision des deux yeux devient normale, les cornées étant devenues transparentes sur toute leur surface. Quand l'enfant est parti de la clinique, VOD était égale à 5/7, VOG à 1.

Revu en octobre 1902, l'état oculaire s'était même amélioré, l'enfant ouvrait plus largement ses paupières, supportait mieux le grand jour et présentait l'aspect normal des enfants n'ayant jamais souffert des yeux.

OBSERVATION X

(Dr Gaudibert)

Mlle D..., de Mostaganem, 40 ans, atteinte de granulations depuis deux ans ; granulations lymphoïdes à fleur de muqueuse ; larmoiement abondant. Ulcère cornéen sur œil gauche. VOG = 5/30.

La malade, ne pouvant rester longtemps à Oran, accepte l'opération qui est faite sous le chloroforme le 25 novembre 1899. Frottage simple sans péritomie.

Guérison en un mois. La malade est revenue de temps en temps se faire examiner.

Pas de récidive depuis, les paupières sont intactes, la vision de l'œil gauche s'est sensiblement améliorée. VOG = 5/10 (échelle de Snellen) La malade a repris depuis longtemps ses travaux de ménage qu'elle avait été obligée d'interrompre pendant deux ans.

OBSERVATION XI

(Dr Gaudibert. — Cas grave)

Mlle E. R..., 21 ans, Bandens. Souffre de granulations depuis sept ans, a subi antérieurement divers traitements, entre autres scarifications, massage avec de la poudre d'acide borique, cautérisations au sulfate de cuivre, etc., etc. Elle a consulté plusieurs spécialistes sans résultat.

Il y a trois ans, deux d'entre eux ont déclaré aux parents qu'il n'y avait plus rien à faire. Elle a fait plusieurs séjours à l'hôpital de Bel-Abbès sans obtenir une amélioration.

Antécédents personnels. — Tempérament lymphatique, anémie profonde consécutive à son existence malheureuse due à son affection oculaire datant de plusieurs années.

Antécédents familiaux. — Mère granuleuse et sœurs granuleuses. Etat oculaire avant l'opération : ODG, aspect palpébral, type du granuleux, paupières tombantes, demi-fermées, photophobie, larmoiement, cils très bas, menace d'entropion. Forme de granulations lympho-scléroïdes, cornées panneuses et leucomateuses.

OD léger staphylome conique, VOD = Q.

OG staphylome central plus prononcé, VOG = 1/40 ; synéchies postérieures à la partie inféro-interne de la pupille.

La malade a été opérée le 4 décembre 1900.

Après un frottage vigoureux, nous pratiquons une large péritomie et une ponction de chaque côté, afin de diminuer la tension des deux yeux.

L'œil gauche s'est alors amélioré dans l'espace d'un mois. La vision était égale alors à 5/20.

L'œil droit n'a guéri qu'au bout de deux mois à cause de la vive inflammation du globe au moment de l'opération.

Plusieurs paracentèses ont dû être faites pour diminuer la tension qui existait.

Quatre mois après, la malade sort guérie avec l'état oculaire suivant : VOD = 5/10, VOG = 5/15.

La malade peut coudre, travailler sans difficulté, lire et écrire. Les cornées sont moins déformées. Un certain degré de myopie, corrigée en partie par des verres, est résultée de cette déformation.

La situation n'a pas changé depuis deux ans, nous pouvons donc la considérer comme définitive.

OBSERVATION XII

(Dr Gaudibert)

Enfant D... Arzew, 12 ans.

Cas intéressant par la tenacité de l'affection due à l'influence de l'état général sur l'état local oculaire. Cet enfant était en traitement à Arzew depuis deux ans pour une conjonctivite granuleuse. Il nous a été amené en janvier 1901. Etat général défectueux. Enfant chétif, lymphatique, atteint de paludisme.

Etat oculaire paraissant assez satisfaisant. Granulations simples, une légère ulcération sur la cornée de l'œil gauche, granulations siégeant seulement au niveau des culs-de-sac de la paupière supérieure. Cas relativement bénin au point que nous avons hésité à proposer l'anesthésie et l'opération. Mais devant l'indocilité du petit patient, nous avons décidé d'intervenir, convaincu de le guérir rapidement après un mois de traitement.

L'amélioration qui a suivi l'intervention a été de courte

durée. Au bout d'un mois, l'enfant a eu un accès de fièvre qui a eu sur ses yeux une influence désastreuse.

Une conjonctivite aiguë s'est déclarée; l'œil gauche s'est enflammé, de nouvelles ulcérations ont apparu, et en vingt-quatre heures tout le bénéfice de l'opération a été détruit. Ce n'est qu'après six mois de traitement suivi et sous l'in-fluence d'une hygiène bien comprise et l'administration de reconstituants (vin iodo-tannique, arrhénal, massage, bonne alimentation) que l'état oculaire s'est amélioré et que la conjonctivite granuleuse a disparu.

Dans cette observation, il y a à noter d'abord l'échec de l'intervention, ensuite la grande influence de l'état général sur l'état oculaire.

C'est un cas isolé qui démontre que le traitement de l'état constitutionnel n'est pas à négliger et qu'en dehors de toute opération, avant, pendant et après le traitement oculaire, il y a lieu de s'occuper de l'état général, ce que nous ne man-quons jamais de faire et particulièrement chez les enfants.

OBSERVATION XIII

Enfant B..., de Mostaganem. Fillette de 11 ans.

Souffre de granulations depuis trois ans; a été traitée à Mostaganem par des cautérisations au nitrate d'argent, au sulfate de cuivre et par des massages avec de la poudre d'acide borique. Ces divers traitements n'ont amené aucune amélioration durable.

Santé générale bonne, enfant robuste.

État oculaire avant l'opération :

Paupières très enflammées, peau ulcérée et couverte de croûtes au niveau du bord libre.

ODG. Pannus léger et ulcère marginal de la cornée.

Granulations à forme fibro-lymphoïde.

Culs-de-sac envahis, paupières supérieures et inférieures infiltrées.

Avant l'opération, l'enfant a été cautérisé quatre fois avec une solution au nitrate d'argent à 1/30. La sécrétion muco-purulente disparut et l'irritation palpébrale atténuée, l'opération est pratiquée le 15 février 1901.

Canthoplastie et péritomie des deux côtés.

L'amélioration chez cette enfant a été surprenante.

Au bout de huit jours, elle ouvrait largement les yeux, le larmoiement et l'irritation du bord libre des paupières avaient complètement disparu et la physionomie était redevenue normale.

La malade a été cautérisée et scarifiée une fois par semaine pendant un mois et demi et est partie complètement guérie après ce court séjour à la clinique.

Nous avons eu de ses nouvelles dernièrement par la famille à qui nous avons écrit : l'état oculaire de l'enfant s'est toujours maintenu en parfait état.

OBSERVATION XIV.

(Dr Gaudibert).

Famille M..., d'Oran, 3 enfants.

1º L'aînée, 15 ans. Granulations lymphoïdes et scléroïdes (mixtes), blépharo-conjonctivite chronique ulcéreuse ; souffre depuis six mois.

OD particulièrement enflammé. Influence fâcheuse de la menstruation sur l'état oculaire, chaque mois exacerbation. Pas de lésions oculaires. VODG=1.

2° La cadette, 12 ans. Granulations lymphoïdes et sclé-roïdes mixtes. Comme aspect extérieur, ne paraît pas gra-nuleuse. En renversant la paupière, on constate de véri-tables amas lymphoïdes et scléroïdes intra-muqueux et à fleur de muqueuse, particulièrement dans les culs-de-sac supérieurs.

3° La plus jeune, 8 ans. Même forme de granulations, même tempérament, pas de lésions oculaires.

Ces enfants ont été opérées sous chloroforme la même semaine.

L'aînée a guéri en deux mois sans récidive au moment des fatigues menstruelles ; les deux autres en trois mois.

Ces trois enfants ont été revues en septembre 1903, leurs paupières ne présentent aucune trace de granulations, à peine peut-on voir un fine cicatrisation en certains points de la muqueuse palpébrale.

OBSERVATION XV

Mlle L..., 14 ans (Aïn-el-Turk).

Souffre depuis cinq ans. Etat général défavorable. Etat oculaire mauvais.

OD, strabisme convergent, leucome ancien. VOD=1/40. Pannus supérieur diffus et plaques de sclérose marginale.

OG, strabisme convergent, léger ; taies diffuses à la partie interne du diamètre horizontal. VOG=5/40.

ODG, granulations lymphoïdes, ptosis partiel.

Opérée le 15 mars 1900. Canthoplastie des deux côtés. Péritomie de l'œil droit. Traitement pendant quatre mois, c'est-à-dire surveillance et légères cautérisations au nitrate d'argent, instillations d'atropine et pansements à la pom-made jaune. Traitement général : vin iodo-tannique.

Au bout de ce laps de temps, VOD=5/40. Le strabisme a diminué: de 30°, il passe à 15°. La cornée s'est éclaircie considérablement.

VOG=5/20.

La jeune fille n'a plus souffert et n'a pas subi de nouvelle opération.

OBSERVATION XVI

(Dr Gaudibert).

Mlle B..., 15 ans (de Saïda).

Souffre de granulations depuis huit mois. Etat général strumeux, lymphatique.

Etat oculaire grave, OD; pannus total VOD = Q. Granulations lymphoïdes et scléroïdes; légère déformation du centre de la cornée.

OG, pannus partiel, supérieur, empiétant sur le milieu de la cornée. Granulations lymphoïdes et scléroïdes VOG=5/40 photophobie intense, larmoiement.

Opérée le 15 janvier 1901: Péritomie, frottage. La malade est restée deux mois à la clinique. A sa sortie, la situation oculaire était la suivante : VOD = 5/30, pas de déformation palpébrale et cornéenne VOG = 5/15.

La malade nous a écrit dernièrement que l'œil droit s'est encore amélioré et qu'elle y voit presque autant que de l'œil gauche. Nous n'avons pas revu la malade depuis son départ de la clinique, mais elle n'a pas eu de récidive.

OBSERVATION XVII

(Dr Gaudibert).

M. E... (La Stidia), 36 ans.

Souffre de granulations (OG seulement) depuis deux ans. A subi divers traitements sans résultat. Tempérament robuste.

A son entrée à la clinique, son état oculaire était le suivant : OG, ulcère de la cornée, pannus supérieur, conjonctive bulbaire très enflammée, sécrétion muco-purulente très abondante, granulations succulentes mixtes paraissant plus anciennes que ne l'annonce le malade, VOG = 5/50.

Sur la prière du patient, nous ne pratiquons pas l'opération, nous nous contentons de cautérisations au nitrate d'argent tous les deux jours et de scarifications dès que la suppuration a disparu. Une péritomie est pratiquée quelques jours après. L'état s'améliore mais la guérison n'est pas obtenue après un traitement de trois mois.

Le malade se décide enfin à se laisser opérer sur notre indication. Opéré le 15 janvier 1901. Traitement pendant un mois. Le malade sort guéri au bout de deux mois, le 20 mars 1901, VOG = 5/10.

OBSERVATION XVIII

(Dr Gaudibert).

Ben-Djelate (Arabe, de Zemmorah), 55 ans.

Etat de malpropreté repoussant. Etat oculaire grave. VODG=Q.

Souffre de granulations depuis plusieurs années. Actuellement, paupières fermées. Sécrétions abondantes. Peau ulcérée tout autour de l'œil. Cornée leucomateuse et panneuse.

ODG, leucome adhérent.

Opéré le 20 mai. Raclage, péritomie très large, canthoplastie. L'amélioration a beaucoup tardé à cause des taches anciennes et de la malpropreté du malade.

Quelq e temps après, iridectomie des deux côtés.

Le malade est resté quatre mois à la clinique.

A sa sortie, la vision était égale à 5/30. Elle ne s'est pas modifiée depuis, ni en bien ni en mal.

OBSERVATION XIX (personnelle).

Lucien G... (d'Oran), 15 ans. Français.

Entre à l'hôpital civil le 20 février 1902.

Santé bonne. Souffre de granulations depuis un an seulement et n'a jamais été traité.

A son entrée à l'hôpital, ses yeux sont remplis de sécrétion muco-purulente et il a de la peine à les ouvrir à la lumière.

Pas de complications du côté du globe oculaire.

ODG, granulations simples.

VODG=1.

Après quelques cautérisations au nitrate d'argent pour tarir la sécrétion muco-purulente, l'enfant est anesthésié au chloroforme le 26 février 1902, et on procède au raclage après canthotomie.

Après l'opération, pansement à la pommade iodoformée, renouvelé tous les jours pendant une semaine.

L'enfant reste en surveillance à l'hôpital pendant un mois et sort guéri le 22 mars.

OBSERVATION XX (personnelle).

Thérèse Gr.,. (d'Oran), 15 ans. Française.

A l'hôpital depuis plusieurs mois, lors de la création de la clinique ophtalmologique, le 1er janvier 1902.

Malade depuis cinq ans. A été soignée dans notre service avant de passer à la clinique. Les cautérisations au nitrate d'argent, suivies de scarifications tous les deux jours, avaient amélioré son état oculaire. Mais la photophobie existait toujours et les cornées étaient recouvertes d'un pannus épais. VODG=1/10.

Le 10 janvier, sous chloroforme, on procède au raclage et à une péritomie des deux côtés, sans canthotomie, les paupières étant très lâches et se laissant éverser complètement sans difficulté.

La malade reste deux mois à l'hôpital, en surveillance, la guérison se faisant lentement, mais elle sort le 1er mars radicalement guérie. VODG=1.

Toutes les semaines nous l'avons revue et la guérison s'est maintenue.

OBSERVATION XXI (personnelle).

Nahon, Esther (israélite), d'Oran, 15 ans.

Entré à la clinique le 28 février, souffrant de granulations depuis huit ans, et n'ayant jamais été soignée que d'une manière intermittente et seulement à chaque poussée aiguë de la maladie.

Etat oculaire au moment de son entrée à l'hôpital :

ODG, granulations anciennes, mixtes avec traînées cicatricielles.

Pannus épais. Peu de sécrétions muco-purulentes.

Paupières épaissies et ulcérées sur le bord libre.

Entropion spasmodique. Photophobie intense.

VODG = 5/10.

Opérée sous chloroforme le 10 mars 1902. Frottage et péritomie. Pansement à la pommade iodoformée pendant une semaine. Surveillance pendant un mois. Le 14 avril, la malade sort guéri. VODG = 1.

La malade est revenue tous les mois se montrer à la clinique de l'hôpital et sa guérison s'est maintenue.

OBSERVATION XXII (personnelle).

Paul-Louis L..., 13 ans, d'Oran, français.

Entré à l'hôpital le 15 mars 1902.

Santé générale, mauvaise.

N'a jamais été soigné.

Etat oculaire suivant : OG, leucome à la partie marginale supérieure. Granulations lymphoïdes. Sécrétions muco-purulentes abondantes. VOG = 5/40.

OD, en meilleur état, pas de lésions oculaires. Granulations lymphoïdes accompagnées aussi de sécrétions abondantes.

VOD = 1.

Après préparation du malade, c'est-à-dire après quelques cautérisations au nitrate d'argent, opération sous chloroforme le 22 mars 1902.

Amélioration graduelle mais lente, tenant à l'état général mauvais, le malade peut sortir guéri le 18 mai.

Nous l'avons revu de temps en temps et grâce chaque fois à quelques cautérisations au nitrate d'argent, la guérison s'est maintenue et est toujours allée en s'affirmant.

OBSERVATION XXIII (personnelle).

Jean Chiesa, 9 ans (d'Oran), Espagnol.

Entré à l'hôpital le 30 avril.

Etat général bon.

Etat oculaire : ODG. Granulations simples, pas de lésions oculaires. Acuité visuelle normale.

Après anesthésie, frottage vigoureux.

Au bout de quelques jours, amélioration rapide.

Le 27 mai, l'enfant sort radicalement guéri.

OBSERVATION XXIV

Jean Cova, 14 ans (d'Oran), Français d'origine espagnole.

Entré à l'hôpital le 26 mai 1902.

Etat oculaire suivant : ODG. Granulations mixtes, pannus épais. Sécrétions abondantes.

VODG = Q. L'œil gauche, plus atteint que le droit, semblait perdu.

Après frottage et péritomie sous chloroforme, amélioration graduelle au bout de quelques jours.

5

L'enfant est resté en traitement jusqu'au 3 juillet, époque à laquelle il est sorti radicalement guéri.

OBSERVATION XXV (personnelle).

Maman Kamra, 14 ans (d'Oran), israélite.
Entrée le 6 juin.
État général mauvais.
ODG, pannus épais, acuité visuelle = 10/20.
Opérée le 12 juin, sous chloroforme. Frottage vigoureux après canthoplastie nécessitée par l'épaississement des paupières qui rendait le renversement difficile. Péritomie.
Guérison radicale après un mois de traitement.
La malade quitte l'hôpital le 12 août.

OBSERVATION XXVI (personnelle).

Jean Grim, 7 ans (d'Oran), Français.
Entré le 14 juin 1902.
Sorti le 18 juillet 1902.
ODG, Granulations simples sans complications oculaires.
Frottage sous chloroforme le 24 juin. Guérison radicale.

OBSERVATION XXVII (personnelle).

Seler José, 19 ans (d'Oran), algérien.

Entré à l'hôpital le 17 juillet.

OD. Leucome central, pannus épais, granulations lymphoïdes, état grave. VOD = Q.

OD. Granulations lymphoïdes, sans pannus, ni leucome. VOD = 1.

Après frottage des deux côtés et péritomie pratiquée sur l'œil gauche, guérison des granulations. VOG = 5/20.

OBSERVATION XXVIII (personnelle).

G.., Augustine, 17 ans (d'Oran), cigarrière.

Entrée à l'hôpital le 15 septembre.

ODG, Pannus épais. Granulations lymphoïdes.

Le 23 septembre 1902, sous chloroforme, frottage et péritomie.

En traitement lorsque nous avons quitté l'hôpital, mais amélioration sensible, malgré un état général des plus mauvais.

OBSERVATION XXIX (personnelle).

Eg..., Isabelle, 15 ans (d'Oran), Espagnole.

Entrée à l'hôpital le 15 septembre 1902.

ODG. Granulations simples, léger pannus.

Opérée le même jour que la précédente sous chloroforme.

Léger frottage après canthoplastie, péritomie des deux côtés.

Encore en traitement lorsque nous avons quitté l'hôpital, mais déjà à peu près guérie.

CONCLUSIONS

En résumé, il faut tenir compte de l'état général des malades et ne pas oublier qu'on n'a pas seulement à soigner des granulations mais encore des granuleux. La prophylaxie ne doit pas être mise de côté dans une affection aussi contagieuse et, pour arriver à un résultat d'autant plus rapide, il faudra isoler les granuleux dans les pensionnats, les ateliers ou les casernes. On devra en outre les soigner à temps lorsqu'ils sont atteints, et c'est au traitement chirurgical, au raclage que l'on s'adressera.

L'intervention chirurgicale est en effet de toute nécessité dans le traitement des granulations en Algérie.

Qu'il s'agisse de formes simples, de formes mixtes ou de granulations diffuses, elle s'impose dès que le diagnostic de trachome granuleux est posé. Elle est la seule ressource dans les cas anciens et rebelles, dans ces vieilles conjonctivites granuleuses à forme lymphoïde, dans ce trachome succulent que l'on rencontre le plus fréquemment dans nos régions.

Le raclage est l'intervention de choix et on doit le pratiquer après chloroformisation du malade. Lorsque la chloroformisation n'est pas acceptée ou qu'elle peut être un danger pour le malade, on peut se contenter du chlorure d'éthyle dans les cas légers ou bien d'un badigeonnage de la conjonctive palpébrale à opérer avec une solution de cocaïne à 1 pour 20.

Sans doute il y a ici comme partout ailleurs le revers de la médaille, mais les avantages sont si nombreux, le soulagement si grand pour nos malades que nous ne pouvons pas nous laisser arrêter par l'inconvénient d'une anesthésie générale ou d'une déformation lointaine des paupières à laquelle nous pouvons d'ailleurs remédier

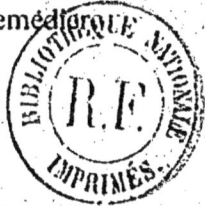

Toulouse. — Imp. Marqués et Cie, boul^d de Strasbourg, 22.

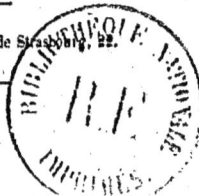